36 Ricette Per Persone Che Notano Una Perdita Di Appetito:

Tutti Gli Alimenti Naturali Ricchi Di Nutrienti Che Ti Aiutano Aumentare La Fame E Cancellare L'inappetenza

Di

Joe Correa CSN

COPYRIGHT

RINGRAZIAMENTI

Questo libro è dedicatoai miei amici e ai membri della mia famiglia che hanno avuto una lieve o grave malattia cosicchè possano trovare una soluzione e fare i cambiamenti necessari nella vostra vita.

36 Ricette Per Persone Che Notano Una Perdita Di Appetito:

Tutti Gli Alimenti Naturali Ricchi Di Nutrienti Che Ti Aiutano Aumentare La Fame E Cancellare L'inappetenza

Di

Joe Correa CSN

CONTENUTI

SULL'AUTORE

Dopo anni di ricerca, credo onestamente nel potere che un'alimentazione giusta può avere sul corpo e la mente. La mia conoscenza ed esperienza mi ha aiutato a vivere in modo più sano negli anni e ho iniziato a condividerla con gli amici e la mia famiglia. Più si conosce sul mangiare e bere in modo salutare, prima si vorrà cambiare la propria vita e le proprie abitudini alimentari.

L'alimentazione è l'elemento chiave nel processo di essere salutari e vivere più a lungo, quindi iniziate oggi. Il primo passo è il più importante e il più significativo.

INTRODUZIONE

36 Ricette Per Persone Che Notano Una Perdita Di Appetito: Tutti Gli Alimenti Naturali Ricchi Di Nutrienti Che Ti Aiutano Aumentare La Fame E Cancellare L'inappetenza

Di Joe Correa CSN

La perdita di appetito è un problema comune ed è la causa dell'insorgere di molte malattie. Una bassa ritenzione di nutrienti indebolisce il sistema immunitario, che è il momento critico in cui iniziamo ad essere esposti a vari tipi di batteri, virus ecc.

Un'alimentazione pover, la mancanza di attività fisica, e le medicine sono le ragioni più comuni per la perdita dell'appetito.

Dalla mia esperienza, ho creato delle ricette delizione che mi hanno aiutato ad aumentare il mio appetito e ad avere una dieta bilanciata piena di elementi nutrizionali.

Unendo una buona alimentazione con 30 minuti di esercizio quotidiano, avrai dei risutati molto velocemente. Questo libro si differenzia dai soliti libri di cucina antiquati grazie a dei semplici trucchi per redendere le ricette più accattivanti e buone, oltre ad essere facili da preparare.

Un buon trucco per aumentare il tuo appetito è provare a rendere il tuo pasto bello da guardare così da renderlo più interessante da mangiare.

Questo libro offre diverse ricette per aumentare il tuo appetito e per mangiare con la stessa gioia tutti i giorni.

Buon appetito!

36 RICETTE PER PERSONE CHE NOTANO UNA PERDITA DI APPETITO: TUTTI GLI ALIMENTI NATURALI RICCHI DI NUTRIENTI CHE TI AIUTANO AUMENTARE LA FAME E CANCELLARE L'INAPPETENZA

1. Formaggio Cheddar in casseruola

Ingredienti:

4 uova

1 tazza di formaggio cheddar, sbriciolato

1 peperone, tagliato

1 medio cipolla, a fette

2 grandi patate, a pezzi

½ cucchiaino di sale

½ cucchiaino di pepe nero, macinato

1 cucchiaio di olio d'oliva

1 cucchiaino di prezzemolo

Preparazione:

Pre-riscaldare il forno a 370°F.

Scaldare l'olio in una grande padella a temperatura medio-alta. Aggiungere the cipolla e soffriggere for 1 minuto.

Ora, aggiungere le patate e il peperone. Cuocere per circa 5 minuti, o finchè le patate sono belle croccanti. Mescolare costantemente. Rimuovere dai fornelli e trasferire su una teglia.

Versare le uova e aggiungere il formaggio sbriciolato. Abbassare il fuoco e cuocere in forno per 20 minuti o finchè è prento. Rimuovere dal forno e cospargere del prezzemolo. Mettere da parte per far raffreddare.

Servire.

Informazioni nutrizionali per porzione: Kcal: 292, Proteine: 17.5g, Carboidrati: 5.8g, Grassi: 1.4g

2.   Frullato di mirtilli rossi

Ingredienti:

¼ tazza di succo di arancia

¼ tazza di mirtillo rosso

½ tazza di Yogurt greco

¼ tazza di latte scremato

1 cucchiaio di semi di chia

1 cucchiaino di menta fresca, tritata

Preparazione:

Unire il tutto in un mixer. Frullare finchè il tutto è omogeneo e trasferire a grandi bicchieri. Guarnire con menta fresca e tenere in frigo almeno 1 ora prima di servire.

Buon appetito!

Informazioni nutrizionali per porzione: Kcal: 326, Proteine: 13.1g, Carboidrati: 32.4g, Grassi: 10.6g

3.   Petto di pollo con Farina di mais

Ingredienti:

2 petti di pollo, senza ossa, senza pelle, e tagliati fette

2 tazze di farina di mais

2 pomodori medi, tagliato

3 spicchi d'aglio, tritata

1 grandi uova

1 cucchiaino di condimentto vegetale

½ cucchiaino di pepe nero, macinato

½ cucchiaino di pepe Cayenne, macinato

1 cucchiaio di olio vegetale

1 cucchiaio di panna acida

Preparazione:

Pre-riscaldare il forno a 200°

Unire la farina di mais, il pomodoro, aglio, il pepe cayenne e il condimento di verdure in un frullatore. Frullare finchè il tutto è omogeneo. Mettere da parte.

Sbattere l'uovo in a ciotola. Immergere la carne nell'uovo, e posizionare dei grandi fogli di carta forno oliati. Versare il miscuglio frullato e coprire bene con.

Cuocere il forno per 20 minuti, o finchè il pollo si intenerisce. Rimuovere dalla fiamma e mettere da parte per far raffreddare. Guarnire con la panna acida per del sapore in più.

Informazioni nutrizionali per porzione: Kcal: 244, Proteine: 25.3g, Carboidrati: 22.8g, Grassi: 5.7g

4.   Parfait di pesca e mirtilli

Ingredienti:

1 grandi pesca, tagliata

½ tazza di panna acida

1 tazza di mirtilli

1 cucchiaio di miele

1 cucchiaio di mandorle, finemente tagliato

Preparazione:

Creare degli strati con gli Ingredienti elencati. Creare diversi strati finchè i bicchieri sono pieni.

Cospargere con dei semi di melograno.

Tenere in frigo for 30 minuti prima di servire.

Informazioni nutrizionali per porzione: Kcal: 310, Proteine: 12.4g, Carboidrati: 43.2g, Grassi: 7.7g

5.   Riso piccante e i Broccoli

Ingredienti

2 tazze di riso bianco

450g di broccoli, a metà

1 tazza di funghi button, tagliati

1/2 tazza di panna dolce

1 tazza di formaggio cottage, a pezzi

½ cucchiaino di sale

2 cucchiaio di olio d'oliva

½ cucchiaino di pepe rosso

Preparazione:

Pre-riscaldare il forno a 190°C.

Cuocere il riso usando le istruzioni sulla confezioni. Risciacquare e mettere da parte.

Unire i funghi, sweet cream e un pizzicoldi sale in food processor. Frullare finchè creamy mixture. Mettere da parte.

Gentilmente, posizionare i broccoli in acqua bollente e cuocere per 5 minuti. Rimuovere dai fornelli e risciacquare.

Oliare della carta forno con dell'olio. Cospargere il riso in modo uniforme. Ora aggiungere broccoli e cospargervi sopra il riso.

Aggiungere la crema di funghi. Cuocere in forno per 40 minuti. Rimuovere dal forno e tagliare a cubi prima di servire. Cospargere del formaggio e del pepe rosso.

Informazioni nutrizionali per porzione: Kcal: 293, Proteine: 17.4g, Carboidrati: 42.7g, Grassi: 8.7g

6.   Polpette di tacchino alla messicana

Ingredienti:

450g di tacchino macinato

½ tazza di aceto di mele

¼ cucchiaino di aglio, tritato

¼ cucchiaino di cuminoo, macinato

1 cucchiaino di coriandolo, finemente tagliato

¼ cucchiaino di peperoncino piccante, macinato

1 cucchiaio di olio vegetale

Preparazione:

Unire tutti gli Ingredienti in una grande ciotola. Mescolare il tutto per bene per combinare gli ingredienti. Usando le tue mani, creare delle polpette.

Scaldare l'olio in una grande padella a temperatura medio-alta. Gentilmente, posizionare le polpette con una spatola. Cuocere per circa 10 minuti per lato.

Rimuovere dai fornelli ed asciugare con della carta da cucina.

Servire con delle verdure e dello yogurt.

Puoi congelare il miscuglio e usarlo più tardi.

Informazioni nutrizionali per porzione: Kcal: 104, Proteine: 16.8g, Carboidrati: 41.3g, Grassi: 11.7g

7.   Frullato di Barbabietola & Mirtilli

Ingredienti:

1 media barbabietola, tagliata

¼ tazza di mirtilli, congelati

¼ tazza di yogurt alla vaniglia

1 cucchiaino di succo di limone

1 cucchiaino di scorza di limone

1 cucchiaio di miele

Preparazione:

Unire barbabietola, mirtilli, yogurt alla vaniglia, miele, e succo di limone in un frullatore. Frullare finchè il composto diventa omogeneo.

Guarnire con scorza di limone e mirtilli per del sapore in più. Tenere in frigo per 1 ora prima di servire.

Informazioni nutrizionali per porzione: Kcal: 119, Proteine: 4.2g, Carboidrati: 14.5g, Grassi: 5.3g

8.   Toast di Mozzarella

Ingredienti:

2 spicchi d'aglio, tritato

2 cucchiai di olio d'oliva

1 cucchiaino di prezzemolo, finemente tagliato

90g di Mozzarella, a fette

4 fette di pane, tostato

Preparazione:

Posizionare il pane a fette in un toast e farli dorare leggermente. Usando un pennello da cucina, spennellare l'olio sulle fette di pane. Creare uno strato sottile di formaggio e spruzzare un pizzico di prezzemolo.

Puoi aggiungere il pomodoro a fette o le foglie di lattuga. Questo però è opzionale.

Informazioni nutrizionali per porzione: Kcal: 142, Proteine: 6.3g, Carboidrati: 6.5g, Grassi: 4.3g

9.   I pancake alla banana

Ingredienti:

1 grande banana, schiacciata

1 tazza di farina 00

2 uova

1 cucchiaio di miele

1 cucchiaio di lievito in polvere

1 tazza di latte scremato

2 cucchiai di olio vegetale

Preparazione:

Unire farina, banana, lievito in polvere e miele in una grande ciotola. Mescolare bene per combinare gli ingredienti.

In una ciotola a parte, sbattere le uova, il latte e 1 cucchiaio di olio. Ora, versare il miscuglio nella ciotola con la farina . usare un mixer per creare un impasto grumoso.

Scaldare un cucchiaio di olio in una padella a temperatura a medio-alta.

Ora, versare circa ¼ tazza di impasto sulla padella e far cuocere finchè diventa dorato, girare poi con una spatola sull'altro lato.

Ripetere il processo finchè è pronto.

Servire i pancake con miele o frutta fresca a scelta.

Informazioni nutrizionali per porzione: Kcal: 235, Proteine: 7.2g, Carboidrati: 48.2g, Grassi: 5.3g

10.   Zuppa di Uova & cipollotti

Ingredienti:

4 tazze di brodo di pollo

2 grandi uova

2 albumi

1 tazza di cipollotti, tagliati

1 spicchio d'aglio, tritato

1 cucchiaino di sale

½ cucchiaino di pepe nero, macinato

2 grandi patate, sbucciate e tagliate a bocconicini

1 carota media, a fette

1 cucchiaino di amido di mais

1 tazza di cipollotti

1 cucchiaino di prezzemolo finemente tagliato

Preparazione:

Versare il brodo vegetale in una pentola profonda a fuoco medio-alto. Far bollire e rimuovere dai fornelli. Mettere da parte.

In a separate pot, Unire patate e carrot . Aggiungere un pizzicoldi sale e bring cuocere per circa 10 minuti, or finchè patate are fork-tender. Rimuovere dai fornelli e scolare bene. Trasferire to the brodo vegetale.

Sbattere the uova e albumi properly e mescolare it in the pot. Aggiungere remaining spices e coprire con un coperchio. Abbassare il fuoco, e cook for 15 minuti.

Informazioni nutrizionali per porzione: Kcal: 325, Proteine: 21.7g, Carboidrati: 47.2g, Grassi: 7.3g

11. Trota marinata

Ingredienti:

450g di trota, pulita

2 grandi patate, sbucciato e tagliate a spicchi

Per la salsa marinata:

3 cucchiai di olio d'oliva

3 spicchi d'aglio, schiacciato

1 cucchiaio di rosmarino, finemente tagliato

1 cucchiaino di pepe bianco, schiacciato

1 cucchiaino di timo, macinato

1 cucchiaino di sale

3 foglie di alloro

Preparazione:

Unire gli ingredienti per la salsa marinata Ingredienti su della carta forno. Mettere da parte.

Lavare e asciugare il pesce. Posizionarlo sulla marinata e coprirlo bene. Tenere in frigo per 1 ora.

Pre-riscaldare il forno a 200°C.

Aggiungere le patate in spicchi e cuocere il forno per 25-30 minuti, o finchè il pesce è tenero. Servire con spicchi di limone.

Informazioni nutrizionali per porzione: Kcal: 279, Proteine: 24.6g, Carboidrati: 56.7g, Grassi: 14.8g

12. Insalata di pollo asiatico

Ingredienti:

450g di petti di pollo, già cotto, tagliato in bocconcini

1 tazza di cipollotti, tagliati

1 tazza di sedano, tagliato

½ tazza di prezzemolo, finemente tagliato

1 cucchiaino di coriandolo fresco, finemente tagliato

2 tazze di lattuga romana, tagliata

Per il condimento:

1 cucchiaio di aceto balsamico

2 cucchiai di succo di arancia

1 cucchiaino di sale

1 cucchiaio di olio vegetale

1 cucchiaino di semi di sesamo

1 cucchiaino di mandorle, grossolanamente tagliate

¼ cucchiaino di pepe nero, macinato

Preparazione:

Unire tutti gli Ingredienti eccetto il pollo, in una grande ciotola. Mescolare una volta e mettere da parte.

Unire tutti gli Ingredienti per il condimento in una ciotola. Mescolare bene e mettere da parte per mescolare i sapori per 10 minuti.

Cospargere la salsa sulle verdure e guarnire con i pezzi di pollo. Aggiungere del pepe.

Informazioni nutrizionali per porzione: Kcal: 246, Proteine: 24.6g, Carboidrati: 98.7g, Grassi: 10.3g

13.   Bistecca di vitello dolce

Ingredienti:

450g di bistecca di vitello, senza ossa, tagliata a fette

1 arancia, sbucciata e tagliata a spicchi

½ di piccolo limone, sbucciato

1 cucchiaio di mostarda gialla

1 cucchiaio di miele

2 cucchiai di aceto balsamico

½ cucchiaino di sale

½ cucchiaino di pepe nero, macinato

1 cucchiaio di basilico, finemente tagliato

Preparazione:

Pre-riscaldare il forno a 200°C.

Unire l'arancia, il limone, la mostarda, il miele, e l'aceto in un frullatore. Frullare finchè il tutto è omogeneo e mettere da parte.

Posizionare le bistecche su un grande foglio di carta forno. Versare il miscuglio e spruzzare con sale e pepe.

Cuocere in forno per 45 - 50 minuti, o finchè sono pronte. Rimuovere dal forno e Servire con basilico.

Informazioni nutrizionali per porzione: Kcal: 121, Proteine: 16.2g, Carboidrati: 12.3g, Grassi: 5.6g

14.   Insalata di Couscous e Pomodoro

Ingredienti:

3 grandi pomodori, a cubetti

1 tazza di couscous

½ tazza di Mozzarella, a cubetti

2 cucchiai di cipollotti, finemente tagliati

2 cucchiai di olio d'oliva

1 cucchiaio di succo di limone

1 spicchio d'aglio, schiacciato

¼ cucchiaino di pepe nero, macinato

1 cucchiaino di basilico, finemente tagliato

1 tazza di acqua

½ cucchiaino di pepe rosso

Preparazione:

Unire i pomodori, il formaggio, il succo di limone, i cipollotti, l'olio d'oliva, l'aglio, il sale, e il pepe in una ciotola.   Coprire con un coperchio e tenere in frigo. Marinare per circa 30 minuti per mischiare i sapori.

Versare l'acqua in un a grande padella e far bollire. Aggiungere il couscous e rimuovere dai fornelli immediatamente. Coprire con un coperchio e mettere da parte per 5 minuti. Mescolare per diverse volte.

Ora, Unire il pomodoro e il miscuglio di formaggio con il couscous scolato in una ciotola. Aggiungere il basilico e agitare bene.

Cospargere del pepe rosso e Servire.

Informazioni nutrizionali per porzione: Kcal: 142, Proteine: 5.8g, Carboidrati: 28.4g, Grassi: 6.3g

15. Ziti al manzo

Ingredienti:

450g di bistecca di manzo, tagliato a bocconcini

2 piccole cipolle, a fette

1 grande peperone, tagliato

1 zucchina media, sbucciata e tagliata a cubetti

1 tazza di salsa di pomodoro

½ cucchiaino di sale

½ cucchiaino di pepe nero, schiacciato

1 cucchiaino di prezzemolo, finemente tagliato

Preparazione:

Pre-riscaldare l'olio in una pentola a cottura lenta a fuoco medio-alto. Aggiungere la cipolla e soffriggere finchè è traslucida.

Aggiungere la carne a pezzi, il peperone, e le zucchine. Spruzzare del sale e pepe. Mescolare bene per combinare gli ingredienti.

Sigillare il coperchio e abbassare il fuoco. Cuocere per circa 20 minuti, e rimuovere dai fornelli. Far riposare per 15 minuti, e poi aprire il coperchio.

Intanto, seguire le istruzioni sulla confezione per cuocere gli ziti. Scolare bene e trasferire su un piatto da portata.

Aggiungere il manzo nella pasta e servire. Guarnire con del prezzemolo.

Servire caldo.

Informazioni nutrizionali per porzione: Kcal: 121, Proteine: 16.2g, Carboidrati: 12.3g, Grassi: 5.6g

16.   Zuppa di cavolo

Ingredienti:

450g di cavolo, a pezzi

1 tazza di sedano, tagliato

4 carote medie, a fette

2 spicchi d'aglio, schiacciati

2 grandi pomodori, tagliati

1 cipolla media, tagliato

½ cucchiaino di sale

1 cucchiaino di condimento di verdure

1 tazza di brodo vegetale

3 tazze di acqua

Preparazione:

Unire i pomodori e le cipolle in un frullatore finchè il miscuglio è omogeneo.

Intanto, unire tutti gli altri Ingredienti in una pentola a lenta cottura. Aggiungere il miscuglio di pomodoro e cipolla e mescolare bene.

Coprire con un coperchio e cuocere per 4 ore a temperatura medio-alta.

Informazioni nutrizionali per porzione: Kcal: 87, Proteine: 2.4g, Carboidrati: 17.2g, Grassi: 6.4g

17. Peperoni rossi con formaggio di capra

Ingredienti:

1 tazza di Formaggio di capra, sbriciolato

2 grandi peperoni, senza semi e tagliati a strisce

2 spicchi d'aglio, tritata

1 piccola cipolla, a fette

1 cucchiaio di olio d'oliva

1 cucchiaio di miele

1 cucchiaio di aceto di mele

1 cucchiaino di basilico, tritato

2 foglie di lattuga, intere

½ cucchiaino di sale

¼ cucchiaino di pepe nero, macinato

Preparazione:

Pre-riscaldare l'olio in una grande padella a fuoco medio-alto. Aggiungere cipolle e aglio e soffriggere finchè diventano traslucidi. Aggiungere i peperoni e cuocere per circa 10 minuti, o finchè si inteneriscono.

Aggiungere miele, aceto, basilico, sale, e pepe. Cuocere per altri 5 minuti mescolando occasionalmente. Rimuovere dai fornelli e far raffreddare per alcuni minuti.

Allineare le foglie di lattuga su un piatot da portata. Trasferire i peperoni e e la salsa sulle foglie di lattuga, e guarnire con formaggio.

Informazioni nutrizionali per porzione: Kcal: 165, Proteine: 6.5g, Carboidrati: 4.8g, Grassi: 14.3g

18.   Frullato di Guava e Mango

Ingredienti:

1 mango medio, sbucciato e tagliato

1 media guava, sbucciato e tagliato

½ tazza di Yogurt greco

¼ tazza di latte scremato

1 cucchiaio di miele

1 cucchiaio di panna montata

1 cucchiaino di cacao

Preparazione:

Unire mango, guava, yogurt, milk, e miele in un frullatore. Frullare finchè omogeneo. Trasferire in bicchieri da portata e guarnire con panna montata. Cospargere del cacao!

Informazioni nutrizionali per porzione: Kcal: 115, Proteine: 4.1g, Carboidrati: 24.5g, Grassi: 1.2g

19. Insalata di Spinaci e Formaggio Cheddar

Ingredienti:

150g di spinaci baby, finemente tagliati

½ tazza di formaggio cheddar, sbriciolato

1 grande mela, a pezzi

Per il condimento:

1 cucchiaio di aceto balsamico

3 cucchiai di olio extra vergine d'oliva

1 cucchiaio di mostarda Dijon

1 cucchiaino di cuminoo, macinato

1 cucchiaino di condimento vegetale misto

1 cucchiaio di acqua

½ cucchiaino di sale

½ cucchiaino di pepe nero, macinato

Preparazione:

Unire tutti gli Ingredienti per il condimento in una ciotola. Mescolare bene per combinare gli ingredienti e mettere da parte.

Unire gli spinaci baby e la mela a pezzi in una grande ciotola. Guarnire con del formaggio. Cospargere della salsa marinata e mescolare per bene. Mettere da parte per qualche minuto per far mescolare i sapori.

Servire immediatamente.

Informazioni nutrizionali per porzione: Kcal: 420, Proteine: 8.2g, Carboidrati: 15.8g, Grassi: 21.6g

20.   Stufato di Quinoa piccante

Ingredienti:

8 oz di button i funghi, a fette

1 tazza di fagioli rossi, pre-cotti, scalti e risciacquati

225g di petti di pollo, senza pelle e senza ossa, tagliati a bocconcini

1 tazza di quinoa, pre-cotto

½ tazza di formaggio cottage, a pezzi

1 piccola peperoncino piccante, tagliato

½ cucchiaino di dried origano, macinato

½ cucchiaino di cumino, macinato

1 tazza di salsa di pomodoro

3 tazze di brodo di pollo, senza sale

½ cucchiaino di coriandolo, finemente tagliato

1 tazza di acqua

Preparazione:

Posizionare i funghi e l'acqua in una grande padella a temperatura media. Coprire con un coperchio e cuocere per 10 minuti, o finchè si inteneriscono. Rimuovere dai fornelli e mettere da parte.

Unire i fagioli rossi, origano, cumino, e il peperoncino in un frullatore. Frullare finchè il tutto è omogeneo e trasferire nella padella con i funghi. Versare il brodo di pollo e aggiungere i pezzi di pollo e la salsa di pomodoro.

Aggiungere la quinoa e il coriandolo. Dare una bella mescolata per combinare gli ingredienti. Coprire con un coperchio e cuocere for 20 minuti. Rimuovere dai fornelli e aggiungere il formaggio. Mettere da parte per alcuni minuti e far raffreddare.

Guarnire con coriandolo e servire caldo.

Informazioni nutrizionali per porzione: Kcal: 210, Proteine: 17.8g, Carboidrati: 32.4g, Grassi: 5.7g

21.   Insalata di Uvetta e Carote

Ingredienti:

1 tazza di uvetta, tagliata

5 carote medie, a fette

1 tazza di cipollotti, tagliati

¼ tazza di mandorle, grossolanamente tagliate

Per il condimento:

2 cucchiai di succo di limone

2 cucchiai di olio d'oliva

½ cucchiaino di curry in polvere

1 cucchiaio di sciroppo d'acero

Preparazione:

Unire tutti gli Ingredienti in una ciotola. Mescolare il tutto per bene per combinare gli ingredienti e mettere da parte.

Ora unire tutti gli Ingredienti dell'insalata in una ciotola media e cospargere con la salsa per il condimento. Servire immediatamente.

Informazioni nutrizionali per porzione: Kcal: 219, Proteine: 4.7g, Carboidrati: 27.8g, Grassi: 3.2g

22.   Omelette di salmone

Ingredienti:

6 uova

120g di salmone affumicato selvaggio, senza pelle, senza ossa, e a cubetto

¼ tazza di asparagi, tagliati

1 spicchio d'aglio, schiacciato

1 cucchiaino di aneto, tritata

1 piccola cipolla, a fette

1 cucchiaino di succo di limone

1 cucchiaio di olio d'oliva

2 cucchiai di prezzemolo, finemente tagliato

1 cucchiaio di latte scremato

½ cucchiaino di sale

¼ cucchiaino di pepe nero, macinato

Preparazione:

Sbattere le uova in una ciotola. Aggiungere il latte, l'aneto, il prezzemolo, il sale e il pepe. Sbattere bene per combinare tutti gli ingredienti e mettere da parte.

Intanto, scaldare l'olio in una grande padella a fuoco medio-alto. Aggiungere aglio e cipolle. Soffriggere per 5 minuti, o finchè diventano traslucidi. Aggiungere gli asparagi e il succo di limone. Cuocere per 4-5 minuti mescolando occasionalmente.

Aggiungere il miscuglio di uova per 3-4 minuti e rigirare l'omelette. Ora, aggiungere i pezzi di salmone, e cuocere per altri 2 minuti. Rimuovere dai fornelli e servire caldo.

Informazioni nutrizionali per porzione: Kcal: 169, Proteine: 12.5g, Carboidrati: 5.3g, Grassi: 10.3g

23.   Frullato di Fiocchi d'avena

Ingredienti:

½ tazza di fiocchi d'avena

½ tazza di Yogurt greco

1 cucchiaio di miele

½ tazza di fragole, a metà

1 cucchiaio di quinoa

Preparazione:

Unire tutti gli Ingredienti in un frullatore. Frullare finchè il tutto è omogeneo e trasferire in bicchieri da portata. Guarnire con della quinoa per ottenere maggiori nutrienti!

Tenere in frigo per 30 minuti prima di servire.

Informazioni nutrizionali per porzione: Kcal: 212, Proteine: 19.8g, Carboidrati: 33.6g, Grassi: 1.8g

24.   Zuppa bianca e nero

Ingredienti:

150g di fagioli bianchi

150g di fagioli neri

2 cipolle rosse medio, tritate

1 carota media, a fette

120g di cavolini di Bruxelles, a metà

2 spicchi d'aglio, finemente tagliato

5 tazze di brodo di pollo, (o brodo vegetale per i vegetariani)

½ cucchiaino di pepe nero, macinato

½ cucchiaino di sale marino

1 cucchiaio di olio vegetale

Preparazione:

Posizionare i fagioli e le lenticchie in una grande pentola. Versare abbastanza acqua per coprire tutto e far bollire a temperatura alta. Rimuovere dai fornelli e immergerli in the acqua per circa 1 ora. Scolare bene e mettere da parte.

Intanto, scaldare l'olio in una pentola profonda a fuoco medio-alto. Aggiungere le cipolle e soffriggerle per qualche minuto finchè sono traslucide. Aggiungere i cavoletti di Bruxelles e le carote. Cuocere per circa 2 minuti, mescolando occasionalmente. Ora, versare in 5 tazze di brodo di pollo, e aggiungere i fagioli pre-cotti e le lenticchie. Aggiustare lo spessore della zuppa con il brodo. Aggiungere un pizzico di sale e pepe.

Abbassare il fuoco, e coprire con un coperchio. Cuocere per circa 45 minuti. Rimuovere dai fornelli e far raffreddare per n pò.

Cospargere del prezzemolo. Questo, però è opzionale.

Informazioni nutrizionali per porzione: Kcal: 179, Proteine: 11.3g, Carboidrati: 31.7g, Grassi: 15.4g

25. Porridge di pesche calde e Mirtillo rosso

Ingredienti:

½ tazza di pesche essiccate, tagliate

½ tazza di mirtillo rosso, tagliato

1 cucchiaio di semi di lino

¼ tazza di latte scremato (o latte di cocco)

1 cucchiaio di miele

1 cucchiaino di estratto di vaniglia

1 cucchiaino di cacao

Preparazione:

Unire le pesche, il mirtillo rosso, e i semi di lino in una pentola media. Versare acqua per coprire tutti gli ingredienti. Far bollire e abbassare il fuoco. Aggiungere il latte e cuocere per 2 minuti. Rimuovere dai fornelli e aggiungere il miele e lavaniglia.

Trasferire in una ciotola e cospargere del cacao.

Informazioni nutrizionali per porzione: Kcal: 258, Proteine: 2.6g, Carboidrati: 51.4g, Grassi: 10.2g

26.　Hamburger di funghi Portobello

Ingredienti:

150g di funghi Portobello

¼ tazza di olio extra vergine d'oliva

2 spicchi d'aglio, schiacciato

½ cucchiaino di origano, schiacciato

1 cucchiaio di prezzemolo, finemente tagliato

¼ cucchiaino di sale marino

¼ cucchiaino di pepe nero macinato

3 cucchiai di mayonnaise

2 cucchiai di formaggio cheddar, grattugiato

1 grande cipolla, finemente tagliato

Preparazione:

In una ciotola media, sbattere insieme l'olio d'oliva, l'aglio, l'origano, il prezzemolo, il sale, e il pepe. Usando il pennello da cucina, cospargere il miscuglio su ogni fungo e mettere da parte per 20 minuti.

In un'altra ciotola, unire la maionese con il cheddar e la cipolla tagliata. Puoi aggiungere del sale a piacere, ma questo è opzionale. Usare il miscuglio per riempire ogni fungo.

Pre-riscaldare la griglia a temperatura medio-alta. Posizionare i funghi in forno per circa 7 minuti, o finchè è leggermente bruciacchiato.

Informazioni nutrizionali per porzione: Kcal: 204, Proteine: 10.5g, Carboidrati: 12.2g, Grassi: 15.7g

27. Scaloppine di pollo in salsa

Ingredienti:

2 petti di pollo a metà, senza ossa e senza pelle

¼ tazza di burro

1 spicchio d'aglio, schiacciato

1 cucchiaino di origano

¼ tazza di succo di lime

1 tazza di funghi button, a fette

½ tazza di Gorgonzola, tagliato

1 tazza di panna acida

3 cucchiaio di Parmigiano, grattugiato

½ cucchiaino di sale

½ tazza di farina 00

1 cucchiaio di miele

½ tazza di vino

Preparazione:

In una piccola ciotola, unire la farina con la panna acida, il burro, il miele, il parmigiano e il Gorgonzola. Aggiungere il succo di lime e sbattere bene con un mixer a velocità alta.

Condire il petto di pollo con sale e origano. Posizionare in una pentola a cottura lenta. Aggiungere il miscuglio cremoso, il vino, i funghi, e l'aglio.

Coprire la pentola a pressione e abbassare il fuoco per 6-7 ore.

Suggerimento utile:

Puoi sostituire il vino con il succo di arancia per aggiungere un sapore dolce.

Informazioni nutrizionali per porzione: Kcal: 273, Proteine: 45.3g, Carboidrati: 9.4g, Grassi: 4.8g

28. Frullato di mandorle e Vaniglia

Ingredienti:

½ tazza di latto di cocco

2 grandi uova

1 cucchiaio di olio di cocco

1 cucchiaio di mandorle, tritate

1 cucchiaino di estratto di vaniglia, senza zucchero

½ tazza di acqua

½ cucchiaino di stevia

Preparazione:

Posizionare gli Ingredienti in un frullatore e frullare per combinare gli ingredienti. Servire freddo.

Informazioni nutrizionali per porzione: Kcal: 498 Proteine: 31g, Carboidrati: 5g , Grassi: 40g

29. Pasta al forno con Broccoli e manzo

Ingredienti:

700g di carne macinata di vitello magro

850g di pasta

600g di broccoli, a fette

½ tazza salsa di pomodoro

1 cucchiaino origano, macinato

½ cucchiaino di sale

¼ tazza di burro, sciolto

1 cucchiaio di olio d'oliva

½ tazza di Formaggio cheddar, grattuggiato

Preparazione:

Unire la salsa di pomodoro con l'origano, e il burro sciolto. Mescolare bene.

Scaldare l'olio d'oliva a temperatura medio-alta. Aggiungere la carne macinata di manzo, condire con del sale, e cuocere finchè diventa dorato, mescolando costantemente. Rimuovere dai fornelli. Posizionare i broccoli a fette sul fondo della pentola a cottura lenta. Poi aggiungere la pasta, la carne macinata di manzo, e la salsa di pomodoro.

Coprire e abbassare il fuoco per 4-6 ore, o finchè la pasta è al dente. Rimuovere dai fornelli e cospargere the il Cheddar grattugiato. Coprire di nuovo e far sciogliere il formaggio.

Servire caldo.

Succerimento per il servizion:

Guarnire con della panna acida o lo Yogurt greco.

Informazioni nutrizionali per porzione: Kcal: 327, Proteine: 13.6g, Carboidrati: 42.5g, Grassi: 12.5g

30.   Il porridge al Mango

Ingredienti:

1 mango medio, tagliato

1 ananas media, tagliato

½ tazza di burro

2 cucchiaio di pezzo di cocco

2 tazze di crackers, schiacciati

1 cucchiaino di miele

Preparazione:

Pre-riscaldare il forno a 180°C.

Unire i crackers schiacciati, il miele, e il cocco in una ciotola.

Sciogliere il burro in padella e aggiungere il miscuglio di crackers. Mescolare il tutto per bene per combinare gli ingredienti. Mettere da parte.

Posizionare il mango e l'ananas in una grande teglia. Cospargere i crackers sulla frutta ugualmente. Posizionare in forno e cuocere per 25 minuti, o finchè il tutto è morbido. Rimuovere dal forno e far raffreddare per un pò.

Guarnire con delle palline di gelato.

Informazioni nutrizionali per porzione: Kcal: 251, Proteine: 8.4g, Carboidrati: 42.6g, Grassi: 7.3g

31.   Il manzo allo stroganoff

Ingredienti:

900g di stufato di manzo

30g di burro

2 grandi cipolle, finemente tagliate

1 spicchio d'aglio, schiacciato

1 tazza di funghi button, a fette

½ tazza di Gorgonzola, sbriciolato

1 ½ tazza di panna acida

½ cucchiaino di sale

½ cucchiaino di pepe nero, macinato

¼ tazza di acqua

3 tazze di riso, pre-cotto

Preparazione:

Unire gli Ingredienti, eccetto la panna acida, in una pentola a cottura lenta. Coprire e far riposare per 8 ore.

Se il fornello è a temperatura alta, il tempo di cottura si può ridurre a 5 ore.

Quando il tutto è pronto, aggiungere la panna acida e servire.

Informazioni nutrizionali per porzione: Kcal: 292, Proteine: 20.6g, Carboidrati: 41.2g, Grassi: 6.2g

32.   Avocado con crema di formaggio

Ingredienti:

1 avocado maturo

1 grande pomodoro, finemente tagliato

1 grande cipolla, sbucciata e finemente tagliata

2 cucchiai di olio extra vergine d'oliva

2 cucchiai di salsa di pomodoro, senza zucchero

¼ tazza di formaggio cheddar, a pezzi

1 cucchiaio di succo di lime

½ cucchiaino di sale

1 cucchiaino di pepe cayenne

Preparazione:

Pre-riscaldare il forno a 180°C. Stendere della carta forno su una teglia e mettere da parte.

Tagliare a fette l'avocado e rimuovere il nocciolo. Unsando un coltello affilato, tagliare la superficie a zig-zag per far penetrare le spezie all'interno dell'avocado.

In una padella media, scaldare l'olio d'oliva a temperatura medio-alta. Soffriggere la cipolla per 2-3 minuti, o finchè diventa traslucida, e aggiungere il pomodoro tagliato. Continuare a cuocere finchè è tenero. Ora aggiungere la salsa di pomodoro, il succo di lime, il sale, e il pepe cayenne. Mescolare per bene e rimuovere dai fornelli.

Imbottire ogni avocado con il miscuglio e guarnire con il cheddar. Cuocere in forno per 20 minuti.

Informazioni nutrizionali per porzione: Kcal: 410 Proteine: 1.4g, Carboidrati: 9.4g , Grassi: 2.6g

33.   Frullato di ciliegie e spinaci

Ingredienti:

½ tazza di ciliegie, congelate o fresce, snocciolate

¼ tazza di spinaci, tagliati

1 banana media, a fette

½ tazza di latte mandorle

1 cucchiaio di miele

Preparazione:

Posizionare gli ingredienti in un frullatore e frullare per combinare gli ingredienti. Servire con cubetti di ghiaccio.

Informazioni nutrizionali per porzione: Kcal: 58 Proteine: 1.4g, Carboidrati: 9.4g , Grassi: 2.6g

34. Maccheroni con salsa all'aglio e cavolfiore Cauliflower

Ingredienti:

6 tazze di cavolfiori

3 grandi pomodori maturi

3 cucchiai di olio extra vergine d'oliva

2 spicchi d'aglio, schiacciato

½ cucchiaino di origano

¼ cucchiaino di sale

¼ tazza di succo di lime fresco

½ tazza di farina di cocco

1 tazza di brodo vegetale

Preparazione:

Pre-riscaldare il forno a 160°C.

Posizionare il cavolfiore in una pentola profonda e aggiungere abbastanza acqua per coprirlo. Bollire finchè è pronto. Rimuovere dai fornelli e scolare. Mettere da parte.

Sbattere insieme il brodo vegetale con la farina di cocco. Mettere da parte.

Sbucciare e tagliare grossolanamente i pomodori. Assicurati di conservare tutti i liquidi.

Scaldare l'olio d'oliva a temperatura media. Aggiungere l'aglio e soffriggere per diversi minuti. Ora aggiungere i pomodori, l'origano, e il sale. Abbassare il fuoco e cuocere finchè i pomodori sono cotti. Aggiungere il succo di lime e cuocere per altri 10 minuti mescolando costantemente. Spegnere i fornelli e aggiungere il cavolfiore e coprie.

Far riposare per 10 minuti e trasferire su una foglio carta forno oliata. Versare in modo omogeneo il brodo vegetale.

Cuocere in forno per 15-20 minuti o finchè raggiunge un bel colore in superficie.

Informazioni nutrizionali per porzione: Kcal: 293, Proteine: 12.5g, Carboidrati: 9g, Grassi: 3.99g

35.   Frullato con cioccolato e cocco

Ingredienti:

1 grandi egg

1 cucchiaio di olio di cocco

1 cucchiaino di semi di chia

¼ tazza di latte di cocco

½ tazza di acqua

1 cucchiaino di stevia

1 cucchiaio di cacao, senza zucchero

½ cucchiaino di estratto di vaniglia senza zucchero

Preparazione:

Posizionare gli ingredienti in un frullatore e frullare per combinare gli ingredienti. Servire freddo.

Informazioni nutrizionali per porzione: Kcal: 293, Proteine: 12.5g, Carboidrati: 9g, Grassi: 3.99g

36. Pizza vegetariana con peperoni imbottiti

Ingredienti:

3 grandi peperoni verdi

2 grandi pomodori, tagliati grossolanamente

2 cucchiai di salsa di pomodoro per pizza, senza zucchero

1 cucchiaino di origano

½ cucchiaino di timo

120g Mozzarella, a fette

3 cucchiai di parmigiano

1 cucchiaio di prezzemolo, finemente tagliato

4 cucchiai di olio extra vergine d'oliva

½ cucchiaino di sale

¼ cucchiaino di pepe nero, macinato

Preparazione:

Pre-riscaldare il forno a 160°C. stendere della carta forno su una teglia e mettere da parte.

Usando un coltello appuntito, tagliare i peperoni a metà è rimuovere i semi. Oliare ogni foglio di carta forno con dell'olio d'oliva. Mettere da parte.

In una ciotola media, unire la mozzarella con i pomodori, la salsa di pomodoro, il timo, l'origano, il prezzemolo, e 2 cucchiai di olio d'oliva. Mescolare bene e usare il miscuglio per imbottire ogni peperone. Aggiungere del sale e del pepe e guarnire con del parmigiano.

Cuocere in forno per 20 minuti.

Informazioni nutrizionali per porzione: Kcal: 205, Proteine: 11g, Carboidrati: 5g, Grassi: 12g

ULTERIORI TITOLI DELL'AUTORE

70 ricette efficaci che prevengono e risolvono il problema di essere in sovrappeso: brucia i grassi velocemente usando una dieta corretta e un'alimentazioine intelligente.

Di

Joe Correa CSN

48 Ricette che risolvono il problema dell'acne: Il percorso naturale e rapido per aggiustare i tuoi problemi con l'Acne in meno di 10 giorni!

Di

Joe Correa CSN

41 ricette che prevengono l'Alzheimer: ridurre o eliminare l'Alzheimer in 30 giorni o meno!

Di

Joe Correa CSN

70 ricette efficaci per il cancro al seno: prevenire e combattere il cancro al seno con un'alimentazione intelligente e cibi efficaci.

Di

Joe Correa CSN

www.ingramcontent.com/pod-product-compliance
Lightning Source LLC
Chambersburg PA
CBHW051038030426
42336CB00015B/2944